PLAIES PAR ÉCLATEMENT

PAR LE Dr FR. GUERMONPREZ.

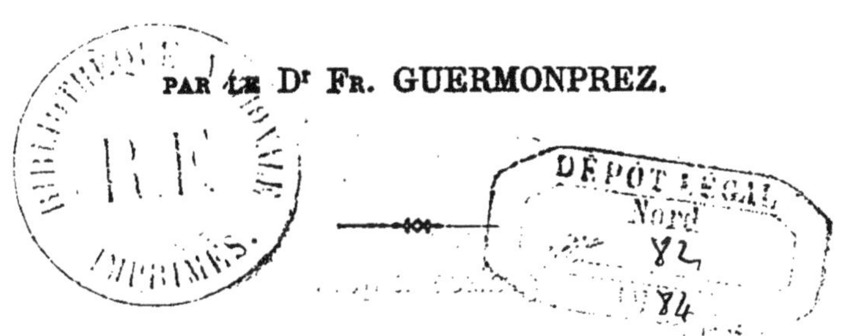

Dans les usines, la compression que déterminent les machines-outils et plus particulièrement les tours, les machines à raboter, à mortaiser, etc., est une compression souvent rapide ; mais elle ne se fait pas d'une manière tout à fait subite.

La rapidité n'est pas celle d'une détente.

Elle est trop rapide déjà pour laisser à l'ouvrier le temps de se garantir. La lenteur suffit toutefois pour donner le temps d'arrêter la machine avant l'écrasement du membre surpris. Il arrive même le plus souvent que tout se borne à une contusion plus ou moins intense. La cause traumatique n'a pas eu le temps de faire une plaie directe.

Ce sont toutefois les conditions les plus propices pour faire les plaies par éclatement.

Que le traumatisme soit limité aux doigts ou au bord cubital de la main, et l'on remarque fréquemment ce qui suit : La peau calleuse, singulièrement résistante de l'ouvrier, ne présente ni à la face palmaire, ni à la face dorsale aucune ecchymose, aucune excoriation, aucune altération directement attribuable au traumatisme. Et cependant la compression a réellement porté sur la face palmaire d'une part et sur la face dorsale d'autre part.

Que l'on examine de plus près le membre blessé, et l'on trouve que les points directement atteints sont d'une sensibilité notablement exagérée, d'un ramollissement qui n'est point coutumier dans cette partie de la main de l'ouvrier.

Si l'on examine ensuite, et par opposition, le bord cubital et le bord radial, on aperçoit et sur l'un et sur l'autre bord une plaie béante, d'une forme allongée, à bords nets, mais non pas réguliers comme le sont les bords des plaies par instrument tranchant. Ces lèvres de la plaie, loin d'avoir de la tendance à l'accollement, sont écartées, béantes et laissent échapper des pelotons graisseux qui semblent faire hernie par cette ouverture.

Il est ainsi manifeste que la compression a agi sur la main de l'ouvrier comme sur une poche à parois résistantes mais peu souples : le contenu en a été modifié par le traumatisme, il a perdu de sa consistance jusqu'à prendre celle d'un épais liquide ; par contre l'enveloppe a résisté, elle n'a subi aucune altération facilement appréciable dans la partie qui a directement supporté l'effort du traumatisme.

On a ainsi une **plaie par cause indirecte,** qui est toujours le **résultat d'un éclatement** et dont la production exige deux conditions : l'épaississement de l'épiderme et du derme de l'ouvrier, d'une part, et, la diffluence des pelotons cellulo-graisseux profondément meurtris par la brutale compression de la machine-outil, d'autre part.

Résumons quelques faits publiés par M. le Docteur René Couëtoux (*Thèse,* Lille, 1881).

Obs. I. — Le 21 mai 1881, l'homme d'équipe T......... André, âgé de 25 ans, reçoit sur le pied droit une pièce de fonte qui était tombée lentement d'une faible hauteur dans la gare Saint-Sauveur à Lille.

Le gros orteil porte une plaie contuse avec éclatement.

Observée pour la première fois le 22 mai, lendemain de l'accident, cette plaie située sur le bord interne de l'orteil, présente des bords peu écartés, assez nets, sans apparence ecchymotique, sans aucune de ces mâchures qui caractérisent les plaies contuses encore fraîches. Les pelotons cellulo-graisseux qui comblent l'espace entre les deux lèvres de la plaie sont saigneux, peu cohérents et d'une teinte d'autant plus rougeâtre qu'ils sont mieux exposés au contact de l'air depuis la veille.

La sensibilité est très exagérée et présente bien le type ordinaire dans la contusion, tant sur la face inférieure que sur la face dorsale : l'ongle n'est pas complétement décollé. La seule ecchymose visible est limitée à une portion seulement du pli cutané qui est au-dessous de l'articulation métacarpo-phalangienne. La plaie elle-même, présente une sensibilité à peine plus marquée que la normale.

L'observation de ce blessé n'a pu être continuée.

Dans plusieurs faits analogues, nous avons observé récemment des plaies par éclatement moins larges, mais avec issue d'une plus grande quantité de pelotons cellulo-graisseux.

Dans presque tous les cas, la lésion était limitée au bord externe de la partie terminale du gros orteil. Le fait suivant indique toutefois une curieuse exception.

Obs. II. — Le 24 décembre 1882, le visiteur G...... Edmond, 18 ans, vérifiait la situation de l'un des tampons d'un wagon, sans prendre garde au défaut de fixité de la pièce. Le tampon, retiré inconsidérément, tombe de sa hauteur normale sur le pied droit, qui était porté en avant.

Quelques heures après le traumatisme, il est aisé de reconnaître une contusion forte des faces dorsale et plantaire de la partie antérieure du métatarse. L'ecchymose est très manifeste à la plante du pied et le décollement de la face dorsale est très étendu dans tous les sens.

Sur le bord interne du premier métatarsien se trouve une plaie longue de 4 centimètres, dirigée d'avant en arrière suivant une direction irrégulièrement sinueuse. Les deux bords de la plaie, distants l'un de l'autre de 12 à 15 millimètres, sont nets, sans mâchures, sans aucune apparence ecchymotique ; ils ne sont pas décollés. La plaie elle-même est obstruée par une masse de pelotons graisseux et de divers tractus, donnant très peu de suintement sanguin, atteignant le niveau des parties voisines sans le dépasser. Ces parties voisines sont très tuméfiées, mais nullement ecchymotiques.

L'examen des chaussures montre jusqu'à l'évidence que cette plaie n'est pas de cause extérieure. La chaussette de laine tricottée n'est pas déchirée.

Le doigt, explorant la plaie, est arrêté dans toutes les directions par les tractus fibreux entrecroisés : il ne peut pénétrer nulle part.

Nous avons été privé de la suite de cette observation, le blessé ayant été transporté à Douai, dans sa famille.

Les plaies par éclatement paraissent d'ailleurs plus fréquentes aux mains qu'aux pieds. Bornons-nous toutefois à un petit nombre de faits.

Obs. III. — Le 6 juillet 1881, dans une manœuvre de la gare de Fives, la locomotive a imprimé un mouvement de recul mal proportionné au petit nombre des wagons. Au moment du choc brusque qui en est résulté, l'homme d'équipe B...... J.-B., 25 ans, maniait des plaques de fonte sur un des wagons ; celles-ci sont repoussées en arrière et la main se trouve subitement comprimée entre les bords de ces plaques de fonte et le rebord du wagon.

Outre des plaies contuses directes des phalanges unguéales des trois derniers doigts, il en résulte sur le médius un décollement complet de l'ongle et un éclatement sur le côté de la phalange métacarpienne. Cette plaie par éclatement fait, au milieu des plaies manifestement contuses, un réel contraste par la netteté de ses bords, dont l'aspect donnerait l'idée d'une plaie par instrument tranchant, si ces mêmes bords étaient plus rectilignes. Toutes les plaies contuses voisines ont des bords irréguliers, ecchymotiques, variables dans leur épaisseur et leur consistance, concordant enfin avec tous les signes de la contusion de l'organe.

Tout-à-fait à l'extrémité de ce même doigt se trouve une fissure, dont la direction est perpendiculaire à celle de la surface de l'ongle. Peu étendue, très peu profonde, presque pas béante et ne laissant échapper aucun élément sous-cutané, cette plaie constitue *le minimum* de la plaie par éclatement. Bien que cet homme ne présentât aucune condition diathésique fâcheuse, quatre jours furent nécessaires pour la cicatrisation d'une si petite plaie.

La plaie par éclatement, située sur le côté de la phalange métacarpienne, fut environ douze jours à se cicatriser.

Jamais tuméfiée à la manière des plaies contuses voisines, elle ne se retrécit qu'avec une extrême lenteur.

Le fond de la plaie, tout d'abord situé au même niveau que les bords, se déprime à mesure que les pelotons graisseux se flétrissent et se résorbent.

Le 12 et aussi les deux jours suivants, quelques lambeaux sont éliminés ; des bourgeons charnus paraissent et la cicatrisation s'opère avec lenteur, et en laissant une dépression bien nette et un peu moins étendue que la plaie primitive.

Ce fait nous dispense d'insister sur les différences qui séparent la plaie contuse et la plaie par éclatement.

L'observation suivante indique ce qu'il faut penser du *processus* de réparation.

Obs. IV. — Le 11 juillet 1881, l'accrocheur F... Florimond, 35 ans, de la gare de Fives, exécute la manœuvre de l'accrochage des wagons contrairement aux instructions. Dans l'action d'introduire le crochet de traction dans la barre d'attelage, il place l'extrémité des doigts, non pas en dehors, mais bien au-dessous de la barre d'attelage. Le médius droit plus saillant est comprimé.

Il en résulte une contusion, avec une plaie par éclatement, à la face palmaire de la phalange unguéale, située à l'union de la partie palmaire et de la partie terminale du doigt ; cette plaie est dirigée transversalement, longue de plus d'un centimètre, à bords très nets, laissant échapper toute une masse de pelotons cellulo-graisseux qui ne laissent pas suinter la moindre goutte de sang.

La plupart de ces pelotons graisseux, très peu adhérents, sont facilement enlevés par l'acte même du lavage des doigts. Après cette extirpation assez importante, les bords de la plaie peuvent être assez bien rapprochés, presque accolés à l'aide d'une bandelette de sparadrap-diachylum. Le pansement par occlusion est ensuite complété.

15 juillet, la plaie semble guérie, mais, laissée sans pansement, elle s'ouvre de nouveau le soir même, et donne un écoulement de sang qui contraste avec l'état étanche de la plaie récente. — Même pansement.

19 juillet, bourgeons charnus de bonne nature ;

23 juillet, guérison.

Signalons encore un accident de ces plaies, comme il est fréquent d'en observer chez les sujets lymphatiques de certains établissements industriels :

Obs. V. — Le 29 juillet 1881, le tourneur P. S., âgé de ans, a la main prise entre son tour et sa pièce, pendant la marche machine-outil. La phalange unguéale du médius droit plus comprimée que le reste par une saillie de la pièce a subi un éclatement sur la partie latérale externe de la phalange unguéale. La sensibilité, très vive dans toute cette partie du doigt, est moins marquée dans la plaie elle-même et sur les bords, que partout ailleurs.

Le blessé est resté sans pansement pendant plusieurs heures.

31 juillet, un peu d'angioleucite de l'avant-bras et d'adénite axillaire. (*Purgatifs*, *toniques* et *sudorifiques*.)

3 août, les pelotons cellulo-graisseux ne font plus saillie hors de la plaie ; la sensibilité du doigt est redevenue normale ; l'angioleucite est très améliorée ; l'adénite presque stationnaire. (*Purgatifs* et *amers*.)

6 août, la plaie suit une marche régulière.

19 août, guérison.

Résumons un fait, qui montre la valeur du pansement de Lister dans ces circonstances.

Obs. VI. — Le 22 juillet 1881, le chaudronnier M...... Léonard, 29 ans, a la main comprimée entre une lame de tôle et le bord d'un wagonnet.

Le médius droit présente, à côté d'une plaie contuse, qui divise l'ongle transversalement et en décolle toute la moitié supérieure, une autre plaie faite par éclatement et située près du bord externe de ce doigt.

Les pelotons cellulo-graisseux, qui font saillie, s'opposent au rapprochement des lèvres de cette plaie. On applique le pansement de Lister.

Le 25 juillet, le pansement est renouvelé pour la première fois. Les deux bords de la plaie par éclatement ne sont plus éloignés l'un de l'autre par les pelotons graisseux. On ne voit dans la plaie qu'une matière d'un gris verdâtre, qui n'est pas un obstacle à l'affrontement des lèvres de la plaie. Sur le protective vert on observe très nettement quelques petits points jaunes, brillants, faisant tache sur le papier : c'est de la matière grasse provenant des pelotons graisseux, qui, trois jours auparavant, faisaient hernie entre les bords de la plaie par éclatement.

Le 28 juillet, on trouve encore quelques points de matière grasse sur le protective. De la plaie par éclatement, on retire aisément quelques filaments grisâtres. L'affrontement de cette plaie peut être fait d'une manière complète.

Le 7 août la guérison est acquise.

Pendant que nous faisions des recherches au sujet de ces faits, fut envoyé un blessé qui paraissait avoir plusieurs plaies par éclatement. Il n'est pas sans intérêt de rapprocher son observation, avec quelques détails, pour mieux faire apprécier la physionomie particulière des plaies par éclatement.

Obs. VII. — Ayant eu la main droite prise entre la bielle et la manivelle d'une machine à vapeur, qu'il nettoyait pendant la marche, le chauffeur Jules L..., 33 ans, présente, outre une plaie contuse du pouce, avec fracture de la phalangette et décollement complet de l'ongle, trois plaies longitudinales des doigts. L'une de trois à quatre centimètres sur le bord radial du médius. Les deux autres sont sur les deux bords de l'index : celle du bord radial est longue de 6 cent.; celle du bord cubital, longue de 3 cent. On ne trouve aucune saillie; aucune hernie de peloton cellulo-graisseux entre les lèvres de ces différentes plaies. Il n'y a pas de sensibilité au toucher, ni sur la face dorsale, ni sur la face palmaire de ces doigts. Ce sont les plaies elles-mêmes qui sont sensibles, dans toutes leurs parties. Le bord de l'une d'elles, décollé et déchiqueté, indique une action de glissement.

Toutes ces plaies sont très saigneuses. En écartant leurs lèvres, on les trouve très nettement séparées, sans aucun tractus allant de l'une à l'autre lèvre. Ce sont de vrais lambeaux, dont la surface meurtrie est tout imprégnée de sang. Ces plaies ne sont donc pas des plaies par éclatement.

L'observation ultérieure a d'ailleurs, bien confirmé cette appréciation.

L'inflammation éliminatrice des plaies contuses ordinaires a été très nette.

Les phases de la sensibilité et la marche de la cicatrisation ont été naturelles.

Le détachement en masse de la couche épidermique au pourtour de la plaie s'est effectué selon le type bien connu.

Pas une goutte d'huile sur le protective; pas de dépression notable du fond de la plaie; aucune élimination de débris des pelotons cellulo-graisseux.

D'ailleurs, lorsqu'on examine sur place le mécanisme de l'accident, on voit l'action d'un corps contondant qui rencontre les surfaces organiques sous une incidence oblique. On comprend que, dans ces conditions, les tissus fuient la pression, glissent sur les points d'appui, se laissent distendre, tirailler et résistent jusqu'aux dernières limites de leur extensibilité. La solution de continuité s'est effectuée à la fin, mais autant par traction que par pression et la lésion est ainsi plutôt un décollement, un arrachement qu'une contusion à proprement parler, ainsi que l'écrit M. le prof. Verneuil (1).

Dans les faits qui prècèdent et dans bien d'autres analogues, il a été possible de reconnaître un mécanisme à peu près uniforme dans l'action du corps contondant.

La durée d'action de ce corps contondant n'est pas absolument subite, comme l'est celle d'un coup de marteau. Cette

(1) Art. Contusion du *Dict. enc. des Sc. méd.* Paris, 1877, p. 108.

action est presque assez lente pour justifier l'expression de compression ; mais elle est encore assez violente pour aller au-delà de la compression simple. C'est ainsi qu'agissent beaucoup de machines-outils; de même encore les colis pesants qui tombent d'une faible hauteur.

Le corps contondant présente, de même que le point d'appui :

une surface large (faute de quoi il y aurait pénétration) ;
une surface lisse ;
une consistance assez dure.

La forme de la plaie diffère de celle de la plaie contuse classique.

Ordinairement linéaire, suivant parfois la direction des sillons de la face palmaire des doigts ou des orteils, cette direction n'est pas nécessairement rectiligne.

Il n'y a pas les irrégularités, les mâchures, l'aspect ecchymotique, les lambeaux meurtris de la plaie contuse des classiques.

Dans la plaie par éclatement, les deux lambeaux sont écartés l'un de l'autre par des pelotons cellulo-graisseux. Après l'enlèvement de ces pelotons graisseux, on voit des tractus celluleux allant de l'une à l'autre lèvre ; et en même temps, peu ou pas d'écoulement de sang.

Les lèvres de la plaie ont leur couleur et leur forme ordinaires ; aucune meurtrissure ; l'écoulement de lymphe, qui se produit quelques heures après les plaies par instrument tranchant, passe ici presque inaperçu. Il n'y a rien non plus de cette sensibilité si vive qui caractérise la contusion et la plaie contuse classique. On est tenté de partager le sentiment du blessé : « ce n'est rien qu'une simple écorchure ! »

Toutefois, surtout pour le pied l'impression n'est plus la même après l'exploration des deux faces qui sont perpendiculaires au siège de la plaie par éclatement. Aussi bien celle qui répond au point d'appui, que celle qui a supporté l'effort du corps contondant, toutes deux, également sensibles à la pression, indiquent l'importance de la meurtrissure, alors même qu'il n'existe ni excoriation, ni ecchymose.

La marche du processus de réparation est plus lente que celle des plaies par instrument tranchant, puisqu'il n'y a jamais réunion par première intention; elle est plus rapide que celle de la plaie contuse, parce qu'elle ne comporte ni élimination importante d'éléments sphacélés, ni surtout cette inflammation plus ou moins intense des contusions sans ou avec glissements, qui sont accompagnées de plaies directes.

Les lèvres de la plaie restent toujours dans le même état.

Les pelotons graisseux deviennent diffluents. Les éléments gras sont éliminés les premiers, et se retrouvent plus ou moins abondants dans les pièces du pansement.

L'élimination des débris celluleux se fait ensuite très aisément et sans réaction notable.

L'angioleucite avec retentissement dans les ganglions a été observée quelquefois, notamment dans l'observation V. Cette complication paraît assez facile à interpréter, lorsqu'on se rend compte de l'attrition profonde qui résulte de l'action du corps contondant sur des tissus aussi riches en lymphatiques que le sont les doigts et les orteils. Elle s'explique surtout par le manque de propreté de la plaie et le défaut de protection par un pansement satisfaisant dès les premiers jours du traitement.

Sur ce point de thérapeutique, nous ne saurions prétendre avoir tout essayé. Nous avons toutefois comparé les pansements gras, quelques antiseptiques (acide phénique, acide salicylique, thymol), les pansements par occlusion, l'enveloppement pur et simple dans une mince feuille de gutta-percha. Les résultats ne sont pas tellement évidents que la conclusion s'impose. Ce sont d'ailleurs des plaies de minime importance : il n'est donc pas intéressant de prendre un parti pour le choix du pansement; il est par contre assez utile de diminuer la durée de la suspension du travail, qui résulte parfois d'une minime plaie d'un doigt.

On peut répéter pour les plaies par éclatement ce que l'on sait des écrasements, des plaies plus ou moins contuses, des arrachements de phalanges, des usures déterminées par le coup de meule.

Après le troisième ou quatrième jour, la plaie cesse généralement d'être dans la période inflammatoire. Les parties sphacélées, si elles sont ténues, sont éliminées ; la tuméfaction diminue ; la douleur spontanée et surtout la sensibilité par le contact et par les mouvements de la main sont notablement amoindries. Vers cette époque, en effet, la plaie entre habituellement en voie de réparation.

Il n'est cependant pas encore possible que le blessé reprenne toutes ses occupations. Le moindre heurt est encore douloureux ; un effort un peu notable rend le membre lourd, engourdi. Les mouvements sont maladroits, mal assurés.

Pour obvier à ces inconvénients, il est d'usage, dans les établissements, de mettre à la disposition du personnel des doigtiers en peau de chamois, en peau d'agneau, en cuir de veau, etc. Ce dernier moyen satisfait mal à l'indication de conserver à la plaie une grande propreté. Il a l'inconvénient de présenter une couture très épaisse, et de former rapidement des plis indurés, qui se trouvent plus ou moins directement en rapport avec la plaie. Les deux autres, à cause de leur souplesse trop grande, ne rendent guère plus de services que le traditionnel doigtier de toile.

De là l'idée de tenter l'essai d'un doigtier métallique.

Parmi les premières conditions que doit remplir ce doigtier, il faut d'abord compter la légèreté et la résistance. On ne peut admettre, en effet, que le membre blessé soit alourdi par une pièce de pansement. Et d'autre part, le but serait manqué si le métal employé était aussi malléable que le sont le plomb ou l'étain. La possibité d'une absorption toxique force à repousser l'emploi du cuivre et du laiton. La continuité du contact avec es liquides élimine le fer, qui pourrait être rouillé. On se trouve ainsi contraint, pour rester pratique, de choisir le zinc : ce métal est léger, se bosselle difficilement, et se couvre au contact de l'air et des liquides ordinaires des plaies d'une sorte de vernis. Quel que soit le mode de pansement adopté, on n'a pas noté jusqu'ici l'absorption de sels de zinc dans ces conditions.

La dimension de l'instrument n'est pas sans importance : trop large, il est gênant pour les doigts voisins, et les mouvements de ballottement du doigt blessé sont mal supportés ; trop étroit, il exerce une constriction qui n'est pas acceptable.

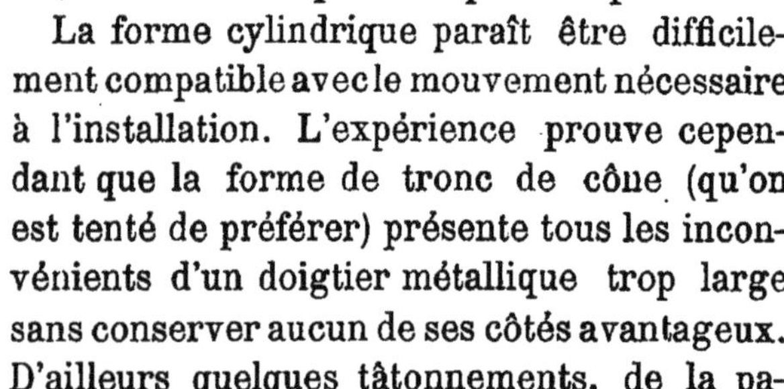

La forme cylindrique paraît être difficilement compatible avec le mouvement nécessaire à l'installation. L'expérience prouve cependant que la forme de tronc de cône (qu'on est tenté de préférer) présente tous les inconvénients d'un doigtier métallique trop large sans conserver aucun de ses côtés avantageux. D'ailleurs quelques tâtonnements, de la patience et un peu d'adresse suffisent pour installer le doigtier de forme cylindrique.

Au sujet de la forme, on pourrait se demander pourquoi les petits trous, qui font ressembler l'extrémité du doigtier à un petit crible. C'est que, si l'instrument est bien installé, il entre à frottement dur sur le doigt ; il en résulte qu'une partie plus ou moins longue du bout du doigt se trouve comme enfermée dans une chambre parfaitement close. Le résultat est absolument le même que celui qui est obtenu par l'enveloppement et dont tous les médecins connaissent la valeur, du moins pour le traitement des maladies de la peau. Dans le cas particulier, la fonction sudorale se continue d'autant plus activement que le travail de l'ouvrier est plus fatigant. Dans cet espace clos, la sueur enfermée produit l'effet d'un petit bain de vapeur. Aussi trouve-t-on, dans ces conditions les plaies pâles, sensibles et quelque peu macérées. Si la plaie était enflammée avant l'emploi du doigtier, le résultat est avantageux. Si, au contraire, elle marchait régulièrement vers la guérison, l'atonie qui en résulte devient fâcheuse. De là la nécessité des quelques petits trous qui suffisent à l'extrémité du doigtier.

Il est bien évident que l'ouvrier, dont le doigt est ainsi quelque peu cuirassé, n'est pas absolument aussi libre de ses mouvements que s'il était guéri. Mais il est d'observation qu'après quelques heures d'indécision, tous savent s'habituer à ce mode de pansement.

Sous le doigtier métallique, le chirurgien peut installer tel pansement qu'il juge à propos; mais parmi tous, l'occlusion par le sparadrap diachylon est celui qui paraît être le plus avantageux.

Au-dessus du doigtier métallique, il est bon d'ajouter un léger doigtier de toile; il suffit pour empêcher que, dans les mouvements variés de son travail, l'ouvrier, qui oublie bien vite son doigtier métallique, ne vienne à le laisser échapper.

Ce petit appareil protecteur a aussi donné des résultats avantageux en permettant de travailler pendant la convalescence des panaris.

Il est à peine besoin de l'ajouter : pour le cas de fracture des phalanges, l'immobilité, qui est la conséquence nécessaire de ce mode de pansement, constitue un excellent élément : il complète la consolidation.

Dans les diverses circonstances énumérées plus haut, cette petite pièce de pansement est utile, pourvu qu'on n'y recoure pas à contre temps.

Il est impossible de songer à l'utiliser pendant le temps de l'inflammation du début, impossible encore avant l'élimination des parties sphacélées. Mais le doigtier est parfaitement accepté et même demandé pendant le temps de la cicatrisation proprement dite. La durée de celle-ci est fréquemment de dix à quinze jours chez les sujets lymphatiques, qui se rencontrent en si grand nombre dans le Nord.

Ainsi qu'on vient de le voir, le doigtier métallique ne

présente pas d'intérêt réel pour la pratique ordinaire de la ville. Il offre au contraire de sérieux avantages pour la thérapeutique des charbonnages, fabriques et usines de toutes sortes.

Habituellement, en effet, les ouvriers ont intérêt à faire cesser la demi-solde qui est accordée pour toute absence motivée par une blessure (1). Ce petit appareil offre surtout de véritables avantages pour les sociétés de secours mutuels et les Compagnies d'assurances contre les accidents. Celles-ci cessent, en effet, de se préoccuper d'indemnités, dès que le blessé a repris le travail.

Résumons notre pensée sur la question :

1° Les plaies par éclatement résultent de l'action, pas absolument subite d'un corps contondant, de consistance assez dure et de surface lisse et large (beaucoup de machines-outils) sur une partie, dont la peau est dure et sans souplesse ;

2° La forme de la plaie est ordinairement linéaire, jamais ecchymotique, toujours exsangue.

Les deux lèvres de la plaie sont séparées par des pelotons graisseux, qui font hernie ; elles sont unies par des tractus celluleux. Ces lèvres sont également nettes, insensibles, sans tuméfaction, ni rougeur, ni chaleur.

Les deux faces qui ont supporté directement l'effort du traumatisme sont très sensibles, alors même qu'elles ne portent pas d'ecchymose ;

3° La marche de la cicatrisation est très simple, mais lente, toujours sans notable réaction inflammatoire ;

---

(1) Cette circonstance n'existe plus quand les ouvriers reçoivent l'indemnité de deux sources : leur société de secours mutuels d'une part, une Administration ou une Compagnie d'assurances d'autre part. C'est ainsi qu'on a pu citer des ouvriers dont les indemnités réunies formaient un chiffre plus élevé que le prix de leur pleine journée de travail. On comprend par là que les maladies simulées puissent être observées dans les usines aussi bien que dans les casernes. On comprend de même que le doigtier métallique, démandé par le plus grand nombre, ait pu être repoussé par quelques-uns.

4° L'angioleucite et l'adénite peuvent compliquer cette marche de cicatrisation ;

La cicatrice récente est aisément réouverte.

5° Tous les pansements ordinaires des plaies paraissent couvenir également bien pour le traitement des plaies par éclatement.

Nous préférons toutefois employer, sinon le pansement de Lister, du moins un enveloppement, soit au moyen du sparadrop diachylon, soit encore au moyen d'une simple feuille de gutta-percha, appliquée sans aucun intermédiaire et maintenue par une simple bande.

DU MÊME AUTEUR

Plaies par éclatement des doigts (*Journal des Sciences médicales de Lille*, *Bull. gén. de Thérap. méd. et chir.*, 1881, et *Gaz. des hôp.*, 10 nov. 1881).

Plaies par usure de la main et des doigts (*Journal des Sc. méd. de Lille* et *Thérap. contemp.*, 1881).

Plaie par arrachement du pouce (*Journal des Sc. méd. de Lille*).

Doigtier métallique pour le traitement des plaies des doigts (*Ibidem* et *Soc. de Chir. de Paris*, 31 déc. 1879).

Corps étrangers spéciaux aux ouvriers de la métallurgie (*Revue médicale de Toulouse*, nov. et déc. 1882, *Bull. gén. de Thérapeutique* et *Journal des Sc. méd. de Lille*, 1883).

Étude sur les plaies déterminées par les peignes de filature (*Société de Médecine et de Chirurgie de Bordeaux*).

Plaie de l'avant-bras produite par une machine à percer; fracture des deux os avec issue de l'un des fragments; guérison (*Gaz. des hôp.*, 5 sept. 1882, et *J. des Sc. méd. de Lille*).

Étude sur les plaies des ouvriers en bois (*Comm. à la Société de Chirurgie de Paris*, 1883).

Plaies, mutilations et autres altérations des doigts et de la main après des coups d'engrenage; leurs conséquences professionnelles.

Note sur les conséquences d'une plaie par peigne de filature (*Journal des Sc. méd. de Lille*).

Fracture de la colonne vertébrale; réduction des fragments déplacés; retour immédiat de la sensibilité et de la motilité; guérison. (*Bull. méd. du Nord*, 1873, p. 61, et *Gaz. des hôp.* 15-17 avril 1873.)

Manœuvres de réduction appliquées à un cas de traumatisme du rachis (*Ibidem*, 22 févr. 1882. *Union méd.* 1882).

Lésions tardives après un cas de traumatisme du rachis; luxation spontanée de la rotule en dehors; plaie ulcéreuse spéciale sous l'ischion. (*Lecture faite à la Société de Chirurgie de Paris*, 29 nov. 1882, et *Journal des Sc. méd. de Lille*, 1883.)

Médecine des chemins de fer. — Côté médico-légal de l'affaire du chauffeur E...... contre l'Etat belge (*Lille*, 1880).

Idem. — Simulation des douleurs d'origine traumatique; diagnostic par les courants induits et interrompus (*Journal des Sc. méd. de Lille* et *Gaz. des hôp.*, 10-13 sept. 1881).

Idem. — Troubles nerveux consécutifs à une fracture du crâne, etc., par accident de chemin de fer; émissions sanguines répétées; guérison. (*Lecture à la Société de Chirurgie de Paris*, 5 oct. 1881, et *Journal des Sc. méd. de Lille*, 1883.)

Lille Imp. L. Danel.

www.ingramcontent.com/pod-product-compliance
Ingram Content Group UK Ltd.
Pitfield, Milton Keynes, MK11 3LW, UK
UKHW020500220726
13923UKWH00006B/2665

9 782019 267636